Debjit Chakraborty
Suman Ganguly

Prevenção da transmissão do VIH de pais para filhos - uma breve cronologia

Debjit Chakraborty
Suman Ganguly

Prevenção da transmissão do VIH de pais para filhos - uma breve cronologia

ScienciaScripts

This book is a translation from the original published under ISBN 978-620-2-31877-8.

Publisher:
Sciencia Scripts
is a trademark of
Dodo Books Indian Ocean Ltd. and OmniScriptum S.R.L publishing group

120 High Road, East Finchley, London, N2 9ED, United Kingdom
Str. Armeneasca 28/1, office 1, Chisinau MD-2012, Republic of Moldova, Europe
Printed at: see last page
ISBN: 978-620-8-10636-2

Conteúdo

Resumo executivo

A prevenção da transmissão da mãe para o filho (PMTCT), mais conhecida na Índia como prevenção da transmissão de pais para filhos (PPTCT), representa 3 % de todas as vias de transmissão do VIH. A estratégia PPTCT assenta em quatro vertentes, desde a prevenção primária até à continuidade dos cuidados. Na Índia, o programa PPTCT lida com cascatas de serviços e intervenções e as intervenções principais incluem o rastreio universal do VIH durante a gravidez com a estratégia "Opt out", aconselhamento pré-teste e pós-teste, confirmação do VIH, apoio psicossocial, apoio e intervenção nutricional, gestão em termos de profilaxia ARV, para além dos serviços pré-natais normais. A Índia tem o terceiro maior fardo global de VIH. De acordo com a estimativa do VIH na Índia em 2017, estima-se que existam 2,14 milhões de pessoas que vivem com o VIH na Índia, com uma prevalência de 0,22% nos adultos.

O programa PPTCT foi lançado na Índia em 2002 com a profilaxia de dose única de Nevirapina para o par mãe-bebé. Após a implementação bem-sucedida da profilaxia com dose única de nevirapina, a partir de 2013, o país começou a implementar a profilaxia ARV opção-B+. Bengala Ocidental, um estado da Índia, adoptou este regime de múltiplos medicamentos a partir de setembro de 2014. Ao abrigo deste regime de opção-B+, todas as mulheres grávidas infectadas com VIH são iniciadas com um tratamento anti-retrovírico triplo, independentemente da idade gestacional, do estado imunológico e do estadiamento clínico da OMS. Este tratamento é iniciado para benefício da própria saúde da mulher grávida seropositiva, bem como para benefício em termos de transmissão vertical, e é continuado durante o período pré-natal, durante o parto e durante o período pós-natal ao longo da vida. Os bebés expostos ao VIH são iniciados na profilaxia prolongada com nevirapina desde o nascimento por um período mínimo de 6 semanas, dependendo da exposição materna à TAR durante a gravidez e do estado de alimentação do bebé. Com estas intervenções programáticas de fundo, foram realizados dois estudos representativos no estado de Bengala Ocidental, na Índia, para compreender a eficácia protetora de ambos os regimes.

O primeiro estudo foi realizado para avaliar a eficácia protetora do par mãe-bebé periparto da profilaxia com Nevirapina e para compreender os efeitos de atributos relevantes na transmissão de mãe para filho. De acordo com os dados publicados, verificou-se que este regime era eficaz na redução da transmissão vertical do VIH em dois terços dos bebés expostos. Ao analisar os outros atributos, verificou-se que, quando o modo de parto era vaginal ou quando o bebé exposto ao VIH estava a ser amamentado, a eficácia protetora deste regime diminuía significativamente. Verificou-se que este regime não era eficaz na redução da taxa de transmissão para menos de 5%, o que seria necessário para eliminar a transmissão do VIH de mãe para filho.

O estudo seguinte foi realizado para avaliar o benefício protetor do regime da opção B+ e para compreender até que ponto este regime podia eliminar os efeitos de outros factores relevantes. A partir deste estudo, pode concluir-se que o regime de TARV com múltiplos fármacos foi mais eficaz do que o regime anterior de profilaxia com nevirapina em dose única no programa PPTCT. A TAR reduziu o risco de transmissão de tal forma que a contribuição de outros factores permanece significativamente baixa. Este estudo mostrou que este regime atual foi capaz de reduzir a transmissão do VIH por via vertical em 26% em relação ao regime anterior. Outros factores relevantes, como o aleitamento materno e o modo de parto, que anteriormente constituíam uma ameaça para a redução da transmissão do VIH durante a profilaxia com uma dose única de nevirapina, o seu efeito tornou-se quase insignificante. Além disso, este regime tem o potencial de cumprir o compromisso global de eliminar o VIH pediátrico em contextos de recursos limitados.

Capítulo 1
PMTCT para PPTCT

A transmissão do VIH pode ocorrer de uma mãe infetada pelo VIH para os seus filhos expostos. Esta via de transmissão é potencialmente evitável e o programa é globalmente conhecido como Prevenção da Transmissão de Mãe para Filho ou PTV. Na Índia, este programa é designado por Prevenção da Transmissão de Pais para Filhos ou PPTCT (Prevention of Parent To Child Transmission), de modo a atribuir a responsabilidade aos homens. O risco estimado de transmissão da infeção pelo VIH por via vertical varia consoante as diferentes fases da gravidez.

Risk of HIV Transmission	Transmission Rate
During pregnancy	5-10%
During labour and delivery	10-15%
During breastfeeding	5-20%
Overall without breastfeeding	15-25%
Overall with breastfeeding up-to six months	20-35%
Overall with breastfeeding for 18-24 months	30-45%

Source-WHO

Com intervenções, isto pode ser minimizado em grande medida. O programa PPTCT lida principalmente com quatro abordagens que são
- Prevenção primária da infeção pelo VIH na população em geral em idade reprodutiva
- Prevenção da gravidez indesejada entre as mulheres infectadas pelo VIH
- Prevenção da transmissão da infeção pelo VIH de mãe para filho através de intervenções
- Continuidade dos cuidados, apoio e tratamento do par mãe-bebé

De acordo com os dados do programa de 2014-15 da Organização Nacional de Controlo da SIDA (NACO) da Índia, a transmissão por via vertical representa 3% de todas as transmissões do VIH.

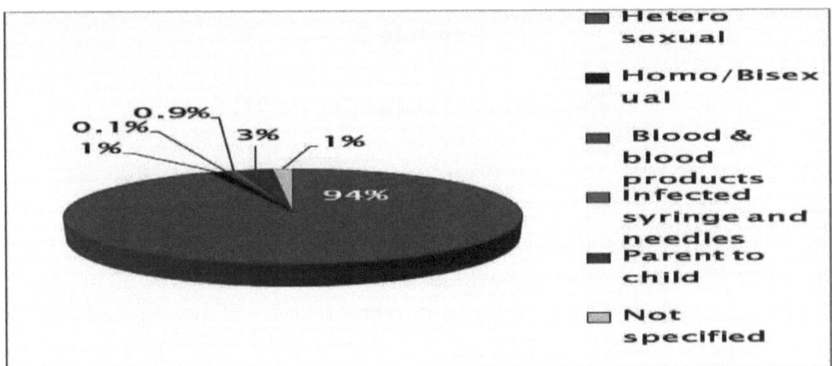

Figura 1, Fonte-NACO

Capítulo 2

Evolução do programa PPTCT

A Índia tem o terceiro maior fardo global de VIH. De acordo com a estimativa de 2017 do VIH na Índia, estima-se que existam 2,14 milhões de pessoas que vivem com o VIH na Índia, com uma prevalência de 0,22% nos adultos. Pouco mais de dois quintos (42%) do total estimado de PVHIV eram mulheres. Estima-se que, em 2017, tenham ocorrido cerca de 87,58 mil novas infecções pelo VIH e 69,11 mil mortes relacionadas com a SIDA. Estima-se que 22 677 mulheres grávidas necessitavam de TAR para evitar a transmissão do VIH de mãe para filho. No que diz respeito a Bengala Ocidental, o estado tem uma sétima carga de pessoas que vivem com VIH na Índia. O número estimado de pessoas que vivem com o VIH é de 0,14 milhões e 1453 mulheres grávidas infectadas com o VIH necessitam anualmente de serviços de TAR para prevenir a transmissão do VIH de mãe para filho(1).

O VIH e a gravidez é um tema importante a discutir. Existem vários estudos que demonstram que a infeção pelo VIH durante a gravidez pode conduzir a vários resultados obstétricos desfavoráveis. Estes são o aumento da taxa de nados-mortos, o aumento da probabilidade de um bebé com baixo peso à nascença, o aumento da taxa de mortalidade perinatal, etc. Verificou-se que estes resultados adversos estavam significativamente associados ao estado imunológico das mulheres. Além disso, verificou-se que os medicamentos anti-retrovirais exercem um impacto positivo na redução destes resultados obstétricos adversos.

A prevenção da transmissão materno-infantil (PTV) do VIH tem sido a atividade de prevenção do VIH mais importante desde 1998, na sequência do êxito dos ensaios clínicos com zidovudina de curta duração e nevirapina de dose única. Estes medicamentos ofereceram a promessa de uma intervenção relativamente simples e de baixo custo que poderia reduzir substancialmente o risco de transmissão do VIH da mãe para o bebé. Em contextos de recursos limitados, são recomendados vários regimes anti-retrovirais, embora a nevirapina (isoladamente ou com outros medicamentos) seja geralmente preferida por ser barata, fácil de administrar, rapidamente absorvida e ter uma semi-vida longa. Nos últimos anos, registaram-se progressos significativos no domínio da PTV. Em 2008, 45% das mulheres grávidas infectadas pelo VIH estimadas em países de baixo e médio rendimento receberam pelo menos alguns medicamentos anti-retrovirais (ARV) para prevenir a transmissão do VIH aos seus filhos; esta percentagem era de 35% em 2007 (2) .

O programa PPTCT foi lançado na Índia em 2002 como uma componente integral da fase II do Programa Nacional de Controlo da SIDA. Foi iniciado com o objetivo de reduzir para metade a proporção de bebés que contraem o VIH de mães infectadas até 2010, na sequência do compromisso assumido pelos Estados membros das Nações Unidas. Foi efectuado um estudo de viabilidade em onze grandes hospitais de cinco estados indianos de elevada prevalência. O estudo mostrou que uma combinação de intervenções como o aconselhamento e o teste do VIH para as mulheres grávidas e o tratamento das mulheres infectadas e dos bebés expostos com o regime de dose única de nevirapina para o par mãe-bebé poderia reduzir substancialmente o risco de transmissão vertical aos bebés durante o período perinatal (3). Com esta visão, o programa PPTCT foi gradualmente alargado de faculdades de medicina governamentais selecionadas para todas as instalações de saúde pública. No âmbito da fase III do Programa Nacional de Controlo da SIDA, o programa PPTCT foi integrado no Centro Integrado de Aconselhamento e Testagem (ICTC), onde todas as mulheres grávidas que frequentavam o centro recebiam aconselhamento pré-teste, seguido de consentimento informado e de teste ao VIH com a estratégia "Opt out". Neste programa, todas as mulheres grávidas infectadas pelo VIH receberam uma dose única de Nevirapina (200 mg) em comprimidos, a que se juntou a administração de uma suspensão de Nevirapina aos nados-vivos expostos ao VIH, com uma dose de 2 mg por kg de peso corporal do bebé. Em 2009, as agências da ONU comprometeram-se a reduzir ainda mais a transmissão aos bebés para menos de 5% até 2015. Em 2010, a OMS elaborou novas diretrizes sobre a profilaxia anti-retrovírica para a gravidez infetada pelo VIH e os nados-vivos expostos. As principais recomendações das novas orientações sobre os medicamentos ARV para o tratamento de mulheres grávidas e a prevenção do VIH em bebés são as seguintes

- Terapia antirretroviral (TARV) precoce para um grupo maior de mulheres grávidas seropositivas, a fim de beneficiar a saúde da mãe e evitar a transmissão do VIH ao filho durante a gravidez e a amamentação.

- Provisão mais prolongada de profilaxia antirretroviral (ARV) para mulheres grávidas seropositivas com sistemas imunitários relativamente fortes que não necessitam de TAR para a sua própria saúde. Esta medida reduziria o risco de transmissão do VIH de mãe para filho.

- Fornecimento de profilaxia ARV à mãe ou à criança para reduzir o risco de transmissão do VIH durante o período de amamentação. Pela primeira vez, existem provas suficientes para que a OMS recomende a administração de ARV durante a amamentação.

As diretrizes da PTV revistas em 2010 referiam-se às duas abordagens principais seguintes:

1. Tratamento antirretroviral ao longo da vida para as mulheres infectadas pelo VIH, para sua própria saúde e para reduzir eficazmente a transmissão do VIH de mãe para filho (MTCT).

2. Profilaxia ARV de curta duração para prevenir a transmissão vertical durante a gravidez, o parto e a amamentação em mulheres infectadas pelo VIH que não necessitem de tratamento.

As diretrizes de 2010 incluíam duas opções, ambas a iniciar mais cedo no segundo trimestre de gravidez, às 14 semanas ou o mais cedo possível depois disso. As duas opções proporcionaram uma redução significativa da transmissão de mãe para filho com igual eficácia neste grupo que não é elegível para TAR durante o período de concetualização:

a) Opção A. Zidovudina duas vezes por dia para a mãe e profilaxia do bebé com Zidovudina ou Nevirapina durante seis semanas após o nascimento, se o bebé não for amamentado. Se o bebé estiver a amamentar, a profilaxia diária com Nevirapina deve ser continuada durante uma semana após o fim de toda a exposição à amamentação.

b) Profilaxia anti-retrovírica com três fármacos para a mãe infetada pelo VIH durante a gravidez, o parto e o período de amamentação, bem como profilaxia do lactente durante seis semanas após o nascimento, quer o lactente esteja ou não a ser amamentado (4).

Em 2012, a OMS publicou uma atualização do programa sobre a utilização de medicamentos anti-retrovirais em mulheres grávidas e a prevenção da infeção pelo VIH em bebés, que propunha a administração dos mesmos medicamentos ARV triplos, como a opção B, a todas as mulheres grávidas infectadas pelo VIH, começando o mais cedo possível, mas também a continuação desta terapêutica durante toda a vida. As vantagens importantes da opção B+ incluíam: maior simplificação do regime e da prestação de serviços e harmonização com os programas de TARV, proteção contra a transmissão de mãe para filho em futuras gravidezes, um benefício contínuo de prevenção contra a transmissão sexual a parceiros serodiscordantes e evitar a interrupção e o início da toma de medicamentos ARV(5). O quadro seguinte apresenta uma análise comparativa das três opções.

	Woman receives:		Infant receives:
	Treatment (for CD4 count ≤350 cells/mm³)	Prophylaxis (for CD4 count >350 cells/mm³)	
Option A[a]	Triple ARVs starting as soon as diagnosed, *continued for life*	*Antepartum:* AZT starting as early as 14 weeks gestation *Intrapartum:* at onset of labour, sdNVP and first dose of AZT/3TC *Postpartum:* daily AZT/3TC through 7 days postpartum	Daily NVP from birth through 1 week beyond complete cessation of breastfeeding; or, if not breastfeeding or if mother is on treatment, through age 4–6 weeks
Option B[a]	*Same initial ARVs for both[b]:*		Daily NVP or AZT from birth through age 4–6 weeks regardless of infant feeding method
	Triple ARVs starting as soon as diagnosed, *continued for life*	Triple ARVs starting as early as 14 weeks gestation and *continued intrapartum and through childbirth if not breastfeeding or until 1 week after cessation of all breastfeeding*	
Option B+	*Same for treatment and prophylaxis[b]:*		Daily NVP or AZT from birth through age 4–6 weeks regardless of infant feeding method
	Regardless of CD4 count, triple ARVs starting as soon as diagnosed,[c] *continued for life*		

Figura 2, Fonte: Atualização do programa da OMS Utilização de medicamentos anti-retrovirais para mulheres grávidas e prevenção da infeção pelo VIH em bebés, 2012.

Capítulo 3

Resposta da Índia ao PPTCT

Durante a fase III do Programa Nacional de Controlo da SIDA, a Índia fez progressos significativos no programa PPTCT, especialmente no que diz respeito à despistagem do VIH. Entre 2009 e 2012, o número de estabelecimentos de saúde públicos e privados que implementaram o programa quase duplicou - de 6480 para 12 897 - enquanto o número de mulheres grávidas abrangidas pelo programa aumentou de forma constante para 8,5 milhões em 2011-2012, contra um objetivo de 9,0 milhões (6). O programa tinha sido apoiado pelo Fundo Mundial desde 2004, mas também recorreu em grande medida ao sistema de prestação de cuidados de saúde existente em termos de espaço, pessoal e outros recursos (7).

Como signatária do objetivo global de implementar um novo regime de PTV, a Índia tomou a iniciativa de implementar um novo programa de PTV durante a fase posterior da fase III do Programa Nacional de Controlo da SIDA (2007-12). Em 2010, a Índia optou inicialmente por implementar o regime da opção A da PTV de forma faseada, mas a decisão foi alterada para a opção B, uma vez que a maior prevalência de anemia induzida pela gravidez poderia ser complicada pela supressão da medula óssea induzida pela zidovudina (AZT). Demorou muito tempo a implementar o mesmo. O programa foi implementado pela primeira vez em 2012 em dois estados, ou seja, Karnataka e Andhra Pradesh. Em dezembro de 2013, a Índia optou finalmente pela opção B+ e planeou a sua implementação em todo o país.

O programa PPTCT aborda essencialmente quatro vertentes. São elas:

- Prevenção primária da infeção pelo VIH na população em idade reprodutiva
- Prevenção da gravidez indesejada entre as mulheres grávidas infectadas pelo VIH
- Promoção de intervenções para prevenir a transmissão da infeção pelo VIH de mãe para filho
- Cuidados contínuos para a mãe infetada pelo VIH e o seu filho exposto

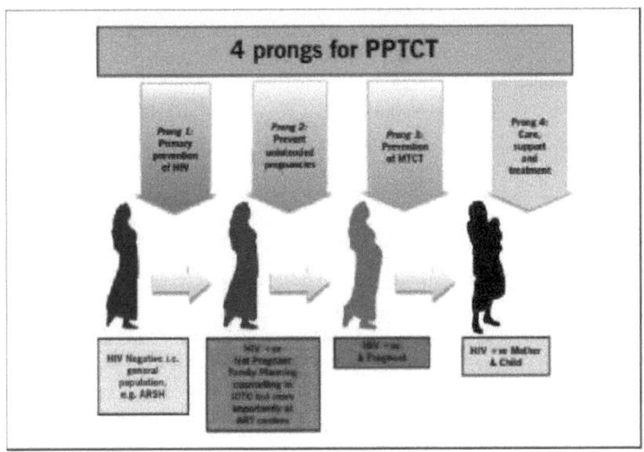

Figura 3, fonte: Organização Nacional de Controlo da SIDA, Índia

Os principais componentes do programa PPTCT na Índia são os seguintes

- Oferta de rotina de rastreio do VIH a todas as mulheres grávidas com a estratégia "Opt out" no âmbito do pacote universal de cuidados pré-natais (ANC)
- Informação pré-teste relacionada com o VIH e consentimento informado antes de efetuar o rastreio do VIH
- Confirmação do estatuto de seropositividade das mulheres grávidas que se revelaram seropositivas, de acordo com o protocolo normalizado
- Aconselhamento pós-teste para todas as mulheres grávidas submetidas ao rastreio/teste do VIH e prestação de apoio psicossocial através de aconselhamento familiar
- Localização de contactos e aconselhamento e teste do cônjuge/parceiro
- Aconselhamento nutricional e outro aconselhamento conforme as necessidades
- Início do tratamento anti-retrovírico triplo para mulheres grávidas infectadas pelo VIH, independentemente da contagem de CD4, da idade gestacional e do estadiamento clínico da OMS
- Preparação para a TARV, adesão e aconselhamento de acompanhamento
- Identificação da gestão das infecções oportunistas associadas ao VIH
- Promoção da prestação institucional
- Prestação de profilaxia antirretroviral alargada como parte dos cuidados essenciais ao recém-nascido para todos os bebés expostos ao VIH

- Prestação de aconselhamento sobre práticas de alimentação infantil mais seguras
- Rastreio do VIH nos bebés expostos ao VIH no âmbito do programa de Diagnóstico Precoce do Lactente (DPI) a partir das seis semanas, através da técnica de reação em cadeia da polimerase do ácido nucleico
- Prestação de profilaxia com co-trimoxazol a todos os bebés expostos ao VIH para prevenir a morbilidade e a mortalidade relacionadas com o VIH
- Confirmação do estatuto de VIH aos 18 meses de idade do bebé com um teste padrão de ouro baseado em anticorpos

The Essential Package of PPTCT Services includes:

- Routine offer of HIV counselling (Group/Individual counselling) and testing to all pregnant women attending ante-natal care, with 'opt out' option.

- Ensure involvement of spouse & other family members and move from an "ANC centric" to a "Family centric" approach.

- Provide ART to all HIV infected pregnant women regardless of WHO staging and CD4 count results. Preferred regimen is TDF+3TC+ EFV.

- Promote institutional delivery for all HIV infected pregnant women (ANMs/ASHAs, Community workers to accompany to institutions; reduction of stigma and discrimination amongst health care providers through sensitisation and capacity building).

- Provision of care for associated conditions (STI/RTI, TB & other Opportunistic Infections (OIs).

- Provide nutrition counselling and psychosocial support for HIV infected pregnant women (Linkages with ANM, ASHAs, Community outreach workers, DLNs to advise them on the right foods to take and to go to Anganwadi Centres for nutritional support and to the district level network of Positive People for peer counselling and psycho-social support).

- Provide counselling and support for initiation of exclusive breastfeeds within an hour of delivery as the preferred Option and continue for 6 months. After 6 months, complementary feeding should be given along with breastfeeds. A small number of babies born to HIV infected mothers who have serious illness or have died and a few reluctant mothers (who at their own risk despite counselling) may decide not to breastfeed but adopt exclusive replacement feeding (ERF).

- Provide antiretroviral prophylaxis to infants from birth up to a minimum period of 6 weeks.

- Integrate follow-up of HIV-exposed infants (HEIs) into routine healthcare services including immunization.

- Ensure initiation of Co-trimoxazole Prophylactic Therapy (CPT) and Early Infant Diagnosis (EID) using HIV DNA PCR at 6 weeks of age onwards as per the EID guidelines.

- Strengthen follow-up and outreach through ANMs, ASHAs and District level networks and other outreach workers to support HIV infected pregnant women and their family.

Figura 4, Fonte: Organização Nacional de Controlo da SIDA, Índia

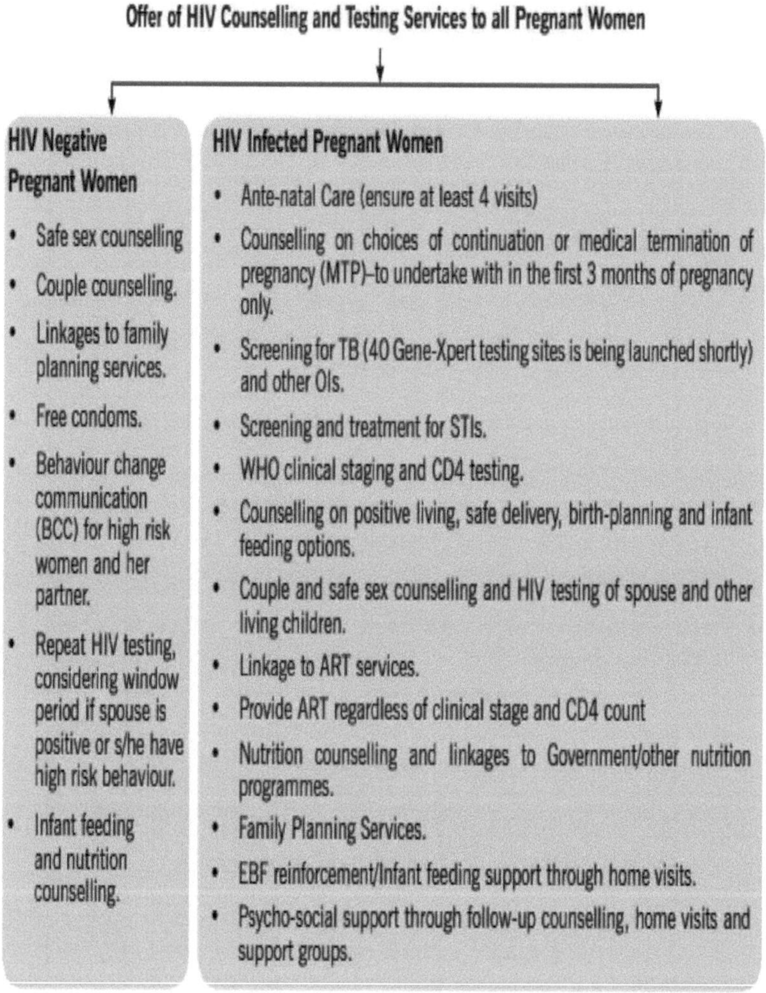

Figura 5, Fonte: Organização Nacional de Controlo da SIDA, Índia

<u>Serviços prestados às mulheres grávidas durante o período pré-natal</u>

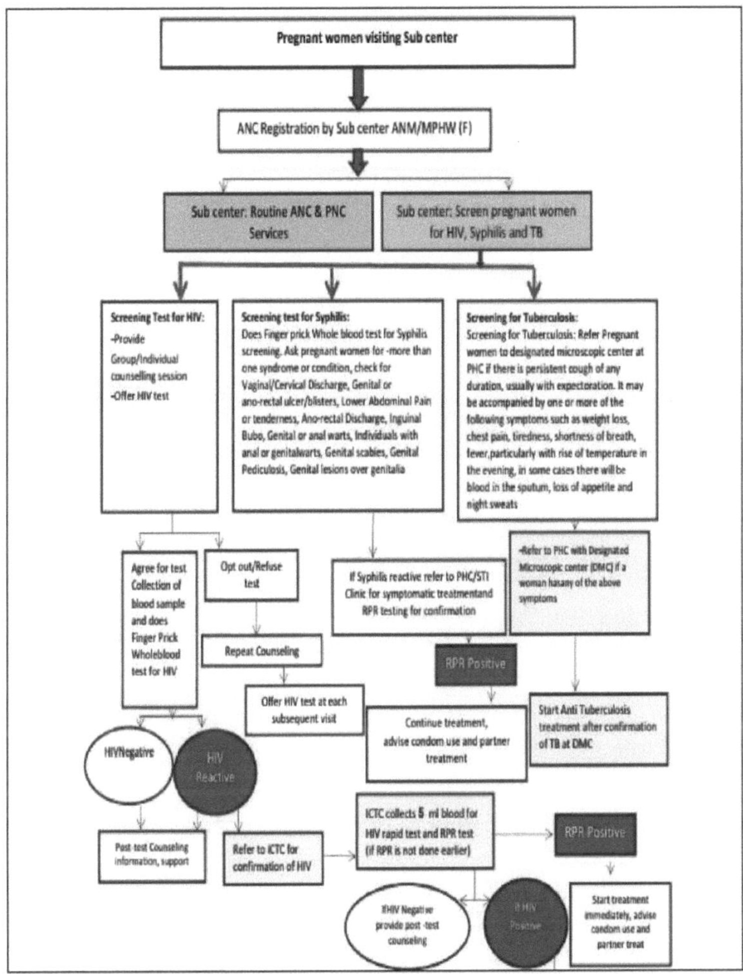

Figura 6, Fonte: Organização Nacional de Controlo da SIDA, Índia

Resumo das diretrizes técnicas e opções para o regime mais eficaz de PTV

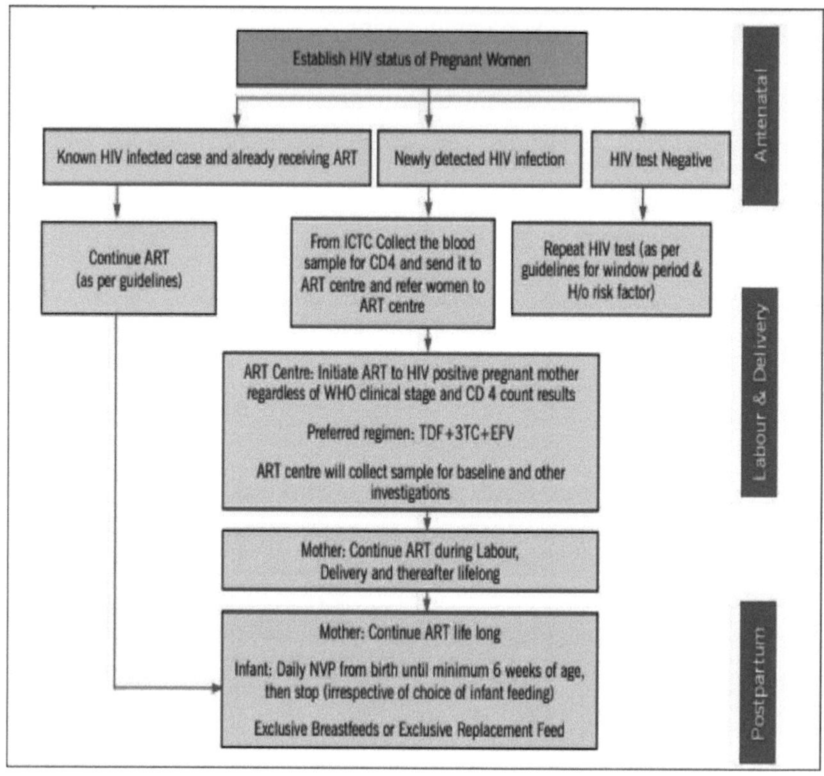

Figura 7, Fonte: Organização Nacional de Controlo da SIDA, Índia

Escolha do regime de TARV para mulheres grávidas infectadas com VIH

O regime de primeira linha recomendado para mulheres grávidas infectadas pelo VIH é Tenofovir (TDF) (300 mg) + Lamuvidina (3TC) (300 mg) + Efavirenz (EFV) (600 mg) (se não houver exposição prévia a NNRTIs (NVP/EFV) em qualquer idade gestacional.

Nas mulheres grávidas infectadas pelo VIH que tenham sido anteriormente expostas a Sd NVP (ou EFV) para a profilaxia da PTV em gravidezes anteriores, um regime de TARV baseado em NNRTI, como TDF+3TC+EFV, pode não ser totalmente eficaz devido à persistência de mutações arquivadas nos NNRTI. Assim, estas mulheres necessitarão de um regime de TARV baseado em inibidores da protease, nomeadamente

TDF+ 3TC+ LPV/r (Lopinavir/ ritonavir)

Se uma mulher grávida estiver infetada com VIH2 ou tiver uma infeção mista, deve ser seguido o regime baseado nos inibidores da protease acima referido. As mulheres grávidas já infectadas pelo VIH que estejam a receber TAR e que engravidem devem continuar com o mesmo regime de TAR.

Profilaxia ARV para crianças expostas:

O bebé exposto deve receber uma profilaxia alargada com Nevirapina em doses diárias durante pelo menos seis semanas. Se a exposição materna à TARV durante o período pré-natal for inferior a 24 semanas e o bebé for amamentado, a suspensão de Nevirapina será continuada durante 12 semanas. Se a grávida tiver sido exposta a uma dose única de Nevirapina durante a gravidez anterior ou se estiver infetada com VIH2 ou infeção mista, o bebé deve receber profilaxia com Zidovudina em vez de Nevirapina. O esquema de dosagem de Nevirapina para bebés expostos ao VIH é o seguinte

Birth Weight	NVP daily dose (in mg)	NVP daily dose (in ml)*	Duration
Birth to 6 weeks:			
Infants with birth weight < 2000 gm	2 mg/kg once daily. In consultation with a paediatrician trained in HIV care.	0.2 ml./kg. once daily	Up to 6 weeks irrespective of whether exclusively breast fed or exclusively replacement fed. (may be extended to 12 weeks, if mother has not received ART for adequate duration i.e atleast 24 weeks
Birth weight 2000 – 2500 gm	10 mg. once daily	1 ml. once a day	
Birth weight more than 2500 gm	15 mg. once daily	1.5 ml. once a day	

*Considering the content of 10 mg Nevirapine in 1ml suspension

Figura 8, **Fonte:** Organização Nacional de Controlo da SIDA, Índia

Bengala Ocidental é um estado pouco prevalente mas vulnerável na Índia no que diz respeito à epidemia de VIH. Desde o início do programa PPTCT, o estado adoptou o regime anterior de dose única de profilaxia com nevirapina para a mãe e o bebé até setembro de 14. Depois disso, o estado implementou o regime PPTCT de opção B para todas as mulheres grávidas infectadas pelo VIH e alargou a profilaxia ARV aos bebés expostos.

Capítulo 4

Estudo sobre a eficácia protetora da
profilaxia com dose única de
Nevirapina

A fim de comparar a eficácia de ambos os regimes, os autores realizaram dois estudos separados em Bengala Ocidental, na Índia, para compreender a fração de proteção de cada regime em relação à prevenção da transmissão de mãe para filho.

O primeiro estudo foi realizado durante o período de outubro de 2010 a setembro de 2011 e foi publicado em 2016 (9). Os objectivos eram analisar a eficácia protetora da profilaxia com uma dose única de nevirapina na prevenção da transmissão da infeção pelo VIH de mãe para filho e comparar o efeito da profilaxia com nevirapina em diferentes tipos de práticas de alimentação infantil e de parto.

Este estudo foi realizado como um estudo de coorte retrospetivo baseado em registos, através da recolha e análise de dados secundários do programa PPTCT em curso no estado de Bengala Ocidental, na Índia. Os dados foram recolhidos e cotejados ao longo de um ano (outubro de 2010 a setembro de 2011) em 16 centros ICTC de Bengala Ocidental. Na altura, estes centros ICTC estavam equipados com instalações de recolha de amostras de PCR de ADN e também estavam geograficamente bem distribuídos para abranger a população de estudo representativa do estado.

Os bebés expostos ao VIH (ou seja, bebés nascidos de mães infectadas pelo VIH) foram submetidos a um rastreio do VIH nesses 16 ICTC. Os dados foram recolhidos a partir dos registos de Diagnóstico Precoce do Lactente (DPI) dos registos de PPTCT destes 16 centros mencionados. Foram também recolhidos dados relativos aos tipos de práticas de alimentação infantil (amamentação ou alimentação de substituição) e aos tipos de práticas de parto (parto normal ou cesariana), para além da cobertura de nevirapina do par mãe-bebé e da reatividade da criança ao VIH.

Todos os bebés nascidos de mães infectadas pelo VIH foram testados por PCR de ADN (Reação em cadeia da polimerase) de DBS (esfregaço de sangue seco) a partir das 6 semanas de idade ou por deteção de anticorpos (teste rápido) a partir dos 6 meses de idade. Um resultado negativo em qualquer um dos testes exclui a possibilidade de infeção, mas um resultado positivo no teste rápido é novamente confirmado pela PCR de ADN do DBS para a infeção pelo VIH. Dimensão da amostra: 168 não expostos (abrangidos pela profilaxia com nevirapina) e 56 expostos (não abrangidos pela profilaxia com nevirapina) ao risco de infeção pelo VIH durante o parto, ou seja, um total de 224 bebés nascidos de mães infectadas pelo VIH foram incluídos na amostra do estudo.

A dimensão da amostra foi obtida utilizando um intervalo de confiança de 95%, um poder de 80%, um risco de 30% entre os expostos e um risco de 12% entre os não expostos, tal como referido em dois estudos anteriores. Os dados foram introduzidos e analisados utilizando o Epi Info versão 3.5.1 e o software Statistical Package for Social Sciences versão (SPSS 16.0). Os resultados foram apresentados em percentagens; risco relativo (RR); risco atribuível (RA); e teste do qui-quadrado. Os valores de p inferiores a 0,05 foram considerados estatisticamente significativos.

As definições de caso para a exposição e o resultado, tal como utilizadas no estudo, foram as seguintes

1. Coorte exposta: Bebés de mães infectadas pelo VIH cujo par mãe-bebé não recebeu profilaxia com nevirapina em dose única intraparto, ou seja, expostos ao risco de transmissão vertical do VIH.

2. Coorte não exposta: bebés de mães infectadas pelo VIH cujo par mãe-bebé recebeu profilaxia com nevirapina em dose única durante o parto, ou seja, não expostos ao risco de transmissão vertical do VIH através da nevirapina, como se supõe.

3. Criança reactiva ao VIH: Uma criança que é diagnosticada por DNA - PCR de uma mancha de sangue seco para a presença de infeção por HIV (HIV 1 - DNA)

4. Criança não reactiva ao VIH: Uma criança confirmada pela PCR do ADN de um esfregaço de sangue seco ou por um teste rápido (deteção de anticorpos) para a ausência de infeção pelo VIH (ADN-1 do VIH / anticorpo anti VIH).

Com as metodologias acima descritas, os dados recolhidos foram analisados e foram observados os seguintes resultados:

Cerca de 10,12% das pessoas que receberam Nevirapina foram consideradas reactivas ao VIH, em comparação com 26,79% das que não receberam Nevirapina. O risco relativo da não cobertura de Nevirapina para a transmissão do VIH de mãe para filho foi de 2,65 (95% CI: 1,42 - 4,95). A percentagem de risco atribuível foi de 62,22% [Quadro 1], ou seja, em cerca de 62% dos casos, a transmissão do VIH da mãe para o filho pode ser evitada através da profilaxia com uma dose única de nevirapina ao par mãe-bebé.

Tabela 1: Distribuição da cobertura de nevirapina e reatividade ao VIH (n = 224)

Nevirapine coverage	Reactive N (%)	Non Reactive N (%)	Total N (%)
Nevirapine not received(Exposed)	15 (26.79%)	41 (73.21%)	56 (25%)
Nevirapine received (Unexposed)	17 (10.12%)	151 (89.88%)	168 (75%)
Total	32 (14.29%)	192 (85.71%)	224 (100%)

RR (Non coverage of nevirapine) = 2.65 (95% CI : 1.42 – 4.95); AR Percent = 62.22%

Foi encontrada uma associação significativa (Qui-Quadrado = 9,53, df =1. p =0,002) entre a ausência de cobertura de nevirapina intraparto em dose única e a reatividade ao VIH nas crianças. Foram observadas estimativas quase semelhantes (Qui-Quadrado = 9,51, df =1.p =0,002) entre o aleitamento materno e a reatividade ao VIH. No entanto, não foi observada uma associação estatisticamente significativa (Qui-Quadrado = 0,55, df =1, p =0,457) entre o tipo de parto e a reatividade ao VIH [Quadro 2].

Tabela 2: Análise univariada para determinação da associação (n = 224)

Variables	Chi Square	Df	P value (2 – tailed)
Nevirapine Prophylaxis & HIV reactivity	9.53	1	0.002 (Non-coverage of Nevirapine)
Infant Feeding Practice & HIV reactivity	9.51	1	0.002 (Breast Feeding)
Type of Delivery & HIV reactivity	0.55	1	0.457

A análise multivariada também foi efectuada através do método de regressão logística binária. Também aqui se verificou que um risco significativamente mais elevado de transmissão do VIH da mãe para o filho estava associado à não cobertura da profilaxia com nevirapina intraparto [Exp (B) = 2,71 (1,19 - 6,13)] e ao aleitamento materno [Exp (B) = 2,70 (1,21 - 6,02)] [Quadro 3].

Na coorte de amamentação, 18,18% das que receberam Nevirapina foram consideradas reactivas ao VIH, em comparação com 34,48% das que não receberam Nevirapina. O risco relativo de não cobertura da nevirapina para a transmissão vertical do VIH foi de 1,90 (IC 95%: 0,85 - 4,23) neste grupo e o risco atribuível foi de 47% [Quadro 4], ou seja, em cerca de 47% das pessoas que estavam a amamentar, a transmissão do VIH de mãe para filho pode ser evitada através da profilaxia com uma dose única de nevirapina ao par mãe-bebé.

Tabela 3: Análise Multivariada (Regressão Logística Binária) para estimativa de Odds (n = 224)

Variables	B	Df	Sig	Exp (B)	95% CI for Exp (B)
Mode of Delivery (ref : Caesarian section)	5 -	1	0.230	0.609	0.271 – 1.369
Nevirapine coverage (ref: nevirapine received)	0.997	1	0.017	2.71	1.197 – 6.137
Infant Feeding (ref: replacement feeding)	0.994	1	0.015	2.70	1.211 – 6.026
Constant	- 2.227	1	0.000	0.108	

Tabela 4: Risco de transmissão vertical do VIH em relação à cobertura de nevirapina na coorte de amamentação (n = 73)

Breast feeding cohort	Reactive N(%)	Non Reactive N(%)	Total N(%)
Nevirapine not Received	10 (34.48%)	19 (65.52%)	29 (39.73%)
Nevirapine received	08 (18.18%)	36 (81.82%)	44 (60.27%)
Total	18 (24.66%)	55 (75.34%)	73 (100%)

RR (Não cobertura de nevirapina) = 1,90 (IC 95%: 0,85 - 4,23); Percentagem de RA = 47,27

Do mesmo modo, na coorte de alimentação de substituição, 7,26% dos que receberam Nevirapina foram considerados reactivos ao VIH, em comparação com 18,52% dos que não receberam Nevirapina. O risco relativo da não cobertura da nevirapina para a transmissão vertical do VIH foi de 2,55 (IC 95%: 0,93 - 7,01). Neste caso, o risco atribuível foi de 60,5% [Quadro 5], ou seja, em cerca de 60,5% das pessoas que estavam a receber alimentação de substituição, a transmissão do VIH da mãe para o filho pode ser evitada através da profilaxia com uma dose única de nevirapina ao par mãe-bebé. Por conseguinte, a alimentação de substituição oferecia uma proteção adicional de 13%, para além da amamentação.

Na coorte de parto normal, 10,48% das que receberam Nevirapina foram consideradas reactivas ao VIH, em comparação com 19,51% das que não receberam Nevirapina. Por conseguinte, o risco relativo de não cobertura da nevirapina para a transmissão vertical do VIH foi de 1,86 (IC 95%: 0,81 - 4,30) neste grupo. Neste caso, o risco atribuível foi de 46,30% [Tabela 6].

Do mesmo modo, na coorte de cesarianas, 9,52% das que receberam Nevirapina foram consideradas reactivas ao VIH, em comparação com 46,67% das que não receberam Nevirapina. Por conseguinte, o risco relativo da não cobertura de nevirapina para a transmissão vertical do VIH foi de 4,90 (IC de 95%: 1,93 - 12,47). Neste caso, o risco atribuível foi de 79,6% [Tabela 7]. Assim, a cesariana proporcionou uma proteção adicional de 33% para além do parto normal.

Tabela 5: Risco de transmissão vertical do VIH em relação à cobertura de nevirapina na coorte de alimentação de substituição (n = 151)

Replacement feeding cohort	Reactive N(%)	Non Reactive N(%)	Total N(%)
Nevirapine not received	5 (18.52%)	22 (81.48%)	27 (17.88%)
Nevirapine received	9 (7.26%)	115 (92.74%)	124 (82.12%)
Total	14 (9.27%)	137 (90.73%)	151 (100%)

RR (Non coverage of Nevirapine) = 2.55 (95% CI : 0.93 – 7.01), AR Percent = 60.80 %

Tabela 6: Risco de transmissão vertical do VIH em relação à cobertura de nevirapina na coorte de parto normal (n = 146)

Normal delivery cohort	Reactive N(%)	Non Reactive N(%)	Total N(%)
Nevirapine not received	8(19.51%)	33 (80.49%)	41 (28.08%)
Nevirapine received	11 (10.48%)	94 (89.52%)	105 (71.92%)
Total	19 (13.02%)	127 (86.98%)	146 (100%)

RR (Non coverage of Nevirapine) = 1.86 (95% CI : 0.81 – 4.30), AR Percent = 46.30 %

Tabela 7: Risco de transmissão vertical do VIH em relação à cobertura de nevirapina na coorte de cesarianas (n = 78)

Caesarean Section Cohort	Reactive N(%)	Non Reactive N(%)	Total N(%)
Nevirapine not Received	7(46.67%)	8 (53.33%)	15(19.23 %)
Nevirapine Received	6 (9.52%)	57 (90.48%)	63 (80.77%)
Total	13 (16.67%)	65 (83.33%)	78 (100%)

RR (Non coverage of Nevirapine) = 4.90 (95% CI: 1.93 – 12.47), AR Percent = 79.6 %

Do estudo acima efectuado podem ser retiradas as seguintes conclusões:

a) A nevirapina em dose única intraparto mostrou um efeito protetor ou de redução do risco de transmissão do VIH de mãe para filho.

b) Utilizando apenas uma dose única de Nevirapina intraparto, a transmissão da infeção pelo VIH de mãe para filho pode ser evitada em 62,2% dos casos.

c) Uma vez que a amamentação e o parto normal reduziram o efeito protetor da dose única de nevirapina em 13,5% e 33,3% dos casos, respetivamente, pode pensar-se num regime ARV adicional para estes grupos ou na prática mais frequente da amamentação de substituição e da cesariana.

No presente estudo, das 224 crianças, 168 (75%) receberam uma dose única de nevirapina, pelo que não foram expostas ao risco de transmissão intraparto do VIH. As restantes 56 (25%) não receberam a profilaxia com Nevirapina, pelo que ficaram expostas ao risco de transmissão intraparto do VIH. Cerca de 10,12% das mulheres que receberam Nevirapina foram consideradas reactivas ao VIH, em comparação com 26,79% das que não receberam Nevirapina. Foram observados resultados semelhantes em vários outros estudos anteriores efectuados na Índia e no estrangeiro.

Um estudo realizado em 3 locais da África do Sul (outubro de 2002-novembro de 2004) revelou que as taxas de transmissão do VIH às 3 semanas variaram entre 8,6% e 13,7% entre locais; e a proporção de bebés infectados às 3-4 semanas entre as mães que receberam nevirapina entre 2 e 24 horas antes do parto foi de 9,9%, em comparação com 13,4% que tomaram nevirapina mais cedo ou mais tarde e 14,2% que não receberam nevirapina[10]

No Paediatric AIDS Clinical Trials Group (PACTG) 316, realizado em vários locais entre 13 de maio de 1997 e 8 de junho de 2000, 17 de 1174 bebés foram infectados, o que corresponde a uma taxa de transmissão de 1,5%, e 5 (8%) de 64 mulheres avaliadas que tinham recebido nevirapina em dose única durante o parto apresentaram novas mutações de resistência à nevirapina detectadas 6 semanas após o parto.[11]

Num estudo realizado por Taha et al. entre 1 de abril de 2000 e 15 de março de 2003, em 6 clínicas de Blantyre, no Malavi, em África, entre todos os bebés nascidos de 894 mulheres seropositivas, 448 bebés receberam NVP e 446 NVP mais ZDV; a transmissão do VIH de mãe para filho à nascença foi de 8.1% nos bebés a quem foi administrado apenas NVP e 10,1% nos que receberam NVP mais ZDV; a transmissão global às 6 a 8 semanas foi de 14,1% nos bebés que receberam NVP e 16,3% nos que receberam NVP mais ZDV.[12]

Num outro estudo realizado por Taha et al (estudo NVAZ) em seis clínicas na zona de Blantyre, no Malavi, entre abril de 2000 e janeiro de 2002, em bebés de 1119 mulheres malawianas com VIH-1, em que 562 bebés receberam nevirapina e zidovudina e 557 apenas nevirapina; a taxa global de transmissão de mãe para filho às 6-8 semanas, independentemente do estado do VIH à nascença, foi de 15^3% em 484 bebés que receberam nevirapina e zidovudina e de 20^9% em 468 bebés que receberam apenas nevirapina - uma eficácia protetora de 26^8%; e 34 (7-7%) bebés que receberam nevirapina e zidovudina e 51 (12И%) que receberam apenas nevirapina foram infectados - uma eficácia protetora de 36.4% entre os que eram positivos às 6-8 semanas, mas negativos para o VIH à nascença. [13] Num estudo multicêntrico realizado por Moodley et al. de maio de 1999 a fevereiro de 2000, as mulheres grávidas infectadas pelo VIH foram rastreadas em 11 maternidades da África do Sul; as taxas globais estimadas de infeção pelo VIH-1 em 1307 bebés às 8 semanas foram de 12,3% para a Nvp; excluindo as infecções detectadas nas 72 h (intra-uterinas); foram detectadas novas infecções pelo VIH-1 em 5,7% dos bebés do grupo da Nvp; se fosse administrada nevirapina intraparto e durante 24-48 horas após o parto. [14]

O ensaio aleatório HIVNET 012 patrocinado pelo NIAID e o seguimento de 18 meses deste ensaio no Uganda, realizado por Jacson et al, estimaram que o risco de transmissão do VIH-1 era de 8,2% ao nascimento; 11,9% às 6-8 semanas pós-parto; 13^1% às 14-16 semanas e 15^7% aos 18 meses, respetivamente, entre os bebés de mães que receberam nevirapina em dose única.[15-16]

Os estudos de dose alargada de seis semanas de nevirapina (SWEN) foram três ensaios clínicos separados realizados na Etiópia, na Índia e no Uganda; 986 bebés receberam NVP em dose única e 901 receberam o regime de seis semanas; o regime de NVP de seis semanas revelou-se tão seguro e mais eficaz do que o NVP em dose única na redução das taxas de transmissão pós-natal do VIH; às 6 semanas de idade, os bebés SWEN tinham um risco 46% inferior de infeção pelo VIH do que os bebés no braço de NVP em dose única (2.5% vs 5,3%) e, aos 6 meses de idade, os bebés SWEN apresentavam um risco de infeção 20% inferior ao dos bebés com NVP de dose única (6,9% vs 9,0%). Os riscos combinados de transmissão pós-natal do VIH no braço SWEN *versus* o braço NVP de dose única foram 3,7% vs 6,8% às 6 semanas e 8,0% *vs* 11,6% aos 6 meses, respetivamente.[17]

A maioria dos estudos comparou a eficácia da nevirapina em dose única com outro braço de tratamento, como a zidovudina e a nevirapina, a nevirapina alargada, etc. O nosso estudo foi único no sentido em que conseguimos captar os dados de uma mãe infetada pelo VIH não infetada com Nevirapina e do seu filho exposto, pelo que o nosso estudo conseguiu estimar a eficácia (AR%) da dose única de Nevirapina contra a ausência total de qualquer profilaxia.

Trata-se de um estudo efectuado na primeira fase do programa PPTCT que utiliza a profilaxia com uma dose única de nevirapina. O estudo foi possível porque o braço de comparação tinha os bebés não expostos à profilaxia com nevirapina intraparto. Durante esse período do estudo, o número de mulheres grávidas inscritas no programa PPTCT era inferior a 40% das gravidezes estimadas no estado.

Capítulo 5

Estudo sobre a eficácia protetora do
regime Multidroga
PPTCT

O segundo estudo incidiu sobre a eficácia protetora do regime da opção B+, tendo sido feita a necessária comparação com um estudo anterior realizado pelos principais autores do primeiro estudo. Durante este período, as mulheres grávidas inscritas no programa PPTCT aumentaram para mais de 80% em relação à estimativa de gravidez do estado. O estudo foi realizado durante um período de dois anos, ou seja, de outubro de 2014 a setembro de 2016, quando o novo regime PPTCT estava a ser aplicado durante o período inicial e os resultados do estudo foram publicados em 2018 (18).

O novo regime PPTCT consistia num tratamento antirretroviral com três fármacos (ou seja, uma combinação de dose fixa de tenofovir 300 mg + lamivudina 300 mg + efavirenz 300 mg) para todas as mulheres grávidas ou mães lactantes positivas, independentemente do estadiamento clínico, do estado imunológico e da idade gestacional da Organização Mundial de Saúde (OMS), e na administração regular de profilaxia com nevirapina ao bebé exposto ao VIH, desde o nascimento até uma duração mínima de seis semanas.

Este estudo teve como objetivo avaliar a eficácia protetora deste novo regime de PTV na prevenção da transmissão da infeção pelo VIH de pais para filhos. Visava também comparar os efeitos das opções de alimentação dos bebés, os modos de parto utilizados, a duração da profilaxia com nevirapina administrada aos bebés expostos ao VIH, a duração da exposição materna à TAR durante o período pré-natal, a suscetibilidade dos bebés, com base no sexo, de contrair a infeção pelo VIH, o momento da deteção do VIH pela mãe, etc.

Este estudo foi também concebido e realizado como um estudo de coorte retrospetivo baseado em registos, através da análise de dados secundários recolhidos no estado de Bengala Ocidental durante dois anos (outubro de 2014 a setembro de 2016).

Os bebés expostos ao VIH a quem foi administrada profilaxia prolongada com nevirapina desde o nascimento foram rastreados pelo menos às seis semanas utilizando a reação em cadeia da polimerase do ácido nucleico (PCR). As mães destas crianças foram iniciadas na TARV de acordo com o novo protocolo PPTCT. Um número total de 338 bebés expostos ao VIH foi incluído neste estudo.

Foi concebida e utilizada uma folha de acompanhamento pré-concebida para registar os eventos das intervenções de PTV e os resultados de cada mulher grávida seropositiva. A folha de acompanhamento foi preenchida com base nas informações registadas nos registos da lista de linhas de PPTCT mantidos nos Centros Integrados de Aconselhamento e Testagem (ICTCs). O estudo seguiu as seguintes definições de caso utilizadas para todos os fins operacionais:

- <u>Bebé exposto ao VIH</u> - um bebé nascido de uma mulher infetada pelo VIH
- <u>Bebé reativo ao VIH</u> - quando uma amostra de sangue de um bebé apresenta um resultado reativo na técnica da mancha seca de sangue utilizando o método PCR de ácido nucleico
- <u>Lactente não reativo ao VIH</u> - quando uma amostra de sangue de um lactente apresenta um resultado não reativo na técnica da mancha seca de sangue utilizando o método PCR dos ácidos nucleicos.

Os seguintes casos foram excluídos do estudo:

  o Crianças órfãs reactivas ao VIH
  o Bebés expostos ao VIH com resultados inconclusivos de PCR
  o Gravidez múltipla.

Dimensão da amostra: 338 crianças expostas ao VIH cujos resultados do teste PCR estão disponíveis e cujas mães receberam TAR após a deteção da infeção pelo VIH constituíram a dimensão da amostra. Estas crianças foram registadas em 252 ICTCs no estado de Bengala Ocidental, na Índia, durante o período do estudo.

Técnicas de análise de dados: O risco relativo (RR) com um intervalo de confiança (IC) de 95% foi calculado para estimar o risco de transmissão vertical entre os receptores do novo regime de PPTCT. O risco foi calculado tendo como grupo de referência a população exposta da coorte histórica anterior, uma vez que não recebeu qualquer intervenção. Foi ainda efectuada uma comparação com a coorte do estudo anterior em que o par mãe-bebé recebeu uma dose única de profilaxia com nevirapina.

A fração preventiva foi calculada como (1-RR) %. Foi efectuada uma análise univariada para vários factores contributivos, tais como o sexo dos bebés, o tipo de

Parto seropositivo (normal e cesariana), práticas de alimentação dos bebés (aleitamento materno exclusivo e alimentação de substituição exclusiva), momento da deteção do VIH (durante os CPN, durante o parto ou durante a amamentação), mulheres seropositivas conhecidas com novas gravidezes vs. deteção do VIH durante a gravidez atual, duração da profilaxia com nevirapina para os bebés, momento da exposição das mães infectadas pelo VIH à TARV antes do parto. Foi também efectuada uma análise multivariada por regressão logística binária com as covariáveis acima referidas.

O estudo revelou os seguintes resultados:

Um total de 338 bebés expostos ao VIH foi testado para o VIH, entre os quais 11 (3,3%) foram considerados reactivos. Os bebés do sexo feminino (52%) eram mais numerosos do que os do sexo masculino. O parto normal (65%) e a amamentação exclusiva (64%) foram consideradas práticas mais comuns do que a cesariana e a alimentação de substituição exclusiva, respetivamente. A infeção pelo VIH foi diagnosticada na maioria das mães grávidas (93%) durante o controlo pré-natal. Em 7% dos casos, a deteção do VIH foi feita durante o parto e no pós-parto. Apenas 16% das mães eram previamente conhecidas como seropositivas e, no caso das restantes 84%, a infeção foi detectada durante a gravidez atual. Cinquenta e quatro por cento dos bebés expostos ao VIH receberam nevirapina durante 12 semanas e os restantes 46% apenas durante seis semanas (Quadro 8).

Quadro 8: Distribuição dos bebés expostos ao VIH

Total (*N* = 338)		No.	%
HIV status of infant			
	HIV-positive	11	3.3
	HIV-negative	327	96.7
Gender of infant			
	Male	161	47.6
	Female	177	52.4
Infant initiated with			
	Exclusive breast feeding	218	64.5
	Exclusive replacement feeding	120	35.5

Mode of delivery			
	Caesarean section	117	34.6
	Normal delivery	221	65.4
Time of detection of HIV			
	During antenatal period	315	93.2
	Direct in labour and during lactation	23	6.8
Existence of HIV infection			
	Detected during this pregnancy	283	83.7
	Known positive	55	16.3
Duration of nevirapine exposure to infant			
	6 weeks	157	46.4
	12 weeks	181	53.6

A incidência do VIH em bebés expostos ao VIH foi de 27% na ausência de qualquer profilaxia. A incidência reduziu-se significativamente para 10% e 3%, respetivamente, quando se utilizou a nevirapina em dose única e o novo regime de TARV com múltiplos fármacos. Neste caso, o risco relativo (RR) para o grupo sem profilaxia foi tomado como referência (1,00) e observou-se uma redução significativa do RR com a administração de nevirapina em dose única (RR = 0,38; 0,20-0,70) e com o regime de TARV com múltiplos fármacos (RR = 0,12; 0,06-0,25). Por conseguinte, a proteção aumentou em 26% (88 - 62 = 26) para o regime de TARV com múltiplos fármacos, para além da profilaxia com nevirapina em dose única (Quadro 9).

Tabela 9: Distribuição dos bebés expostos ao VIH em relação a diferentes tipos de regimes de tratamento antirretroviral e não beneficiários

Treatment	HIV-positive infants	HIV-negative infants	RR (95% CI)	(1-RR)% (95% CI)
Multidrug regimen	11 (3.3%)	327 (96.7%)	0.12 (0.06-0.25)	88 (75-94)
Single-dose nevirapine	17 (10.1%)	151 (89.9%)	0.38 (0.20-0.70)	62 (30-80)
No prophylaxis	15 (26.8%)	41 (73.2%)	1.00 (ref)	

A análise univariada revelou os seguintes resultados. Relativamente à suscetibilidade do género, o risco de os bebés expostos ao VIH do sexo feminino contraírem a infeção pelo VIH (3,95%) foi mais elevado do que o dos bebés do sexo masculino (2,48%), embora sem significado estatístico.

Aproximadamente o dobro do número de bebés expostos ao VIH foi colocado em aleitamento materno exclusivo e, com este novo regime de PTV, o risco de contrair o VIH não diferiu significativamente. Não houve diferença significativa na positividade do VIH entre os bebés expostos ao VIH nascidos de parto normal e de cesariana. A duração da profilaxia com nevirapina para bebés de seis semanas e de doze semanas não teve influência significativa no resultado global. O momento da deteção do VIH, quer as mulheres grávidas tenham sido detectadas durante o período pré-natal, intra ou pós-natal, não afectou o resultado. Do mesmo modo, este estudo não encontrou qualquer diferença significativa nos resultados da PTV entre as mulheres infectadas pelo VIH já conhecidas que engravidaram e as mulheres com infeção pelo VIH detectada durante a gravidez (Quadro 10).

Table 10. Distribution of HIV-exposed infants with respect to various associated factors

Factor	HIV-positive infants	HIV-negative infants	RR (95% CI)
Gender of infant			
Male	4 (2.5%)	157 (97.5%)	0.63 (0.19-2.11)
Female	7 (4.0%)	170 (96%)	1.00
Infant initiated with			
Exclusive breast feeding	7 (3.2%)	211 (96.8%)	1.00
Exclusive replacement feeding	4 (3.3%)	116 (96.7%)	1.04 (0.31-3.47)
Mode of delivery			
Caesarean section	4 (3.4%)	113 (96.6%)	1.08 (0.32-3.61)
Normal delivery	7 (3.2%)	214 (96.8%)	1.00
Time of detection of HIV			
During ANC	9 (2.9%)	306 (97.1%)	1.00
Direct in labour and during lactation	2 (8.7)	21 (91.3%)	3.04 (0.69-13.27)
Existence of HIV infection			
Detected during this pregnancy	10 (3.5%)	273 (96.5%)	1.94 (0.25-14.87)
Known positive	1 (1.8%)	54 (98.2%)	1.00
Duration of nevirapine exposure to infant			
6 weeks	5 (3.2%)	152 (96.8%)	1.00
12 weeks	6 (3.3%)	175 (96.7%)	1.04 (0.32-3.34)

A análise multivariada por regressão logística binária mostrou que apenas o início da TARV no período pós-natal da mãe apresentava um risco significativo [Exp (B) = 10,94; IC 95%: 1,66-72,16] de transmissão em comparação com o período pré-natal. No entanto, esta conclusão carece de grande precisão devido a um intervalo de confiança de 95% muito amplo. Não se observou qualquer outro fator que influenciasse significativamente a transmissão do VIH quando foi administrado o regime de múltiplos medicamentos (Quadro 11).

Tabela 11. Distribuição dos bebés expostos ao VIH relativamente a vários factores associados na análise multivariada

Factor	B	S.E.	Wald	df	Sig.	Exp(B)	95.0% CI for EXP(B)	
							Lower	Upper
Type of client								
Antenatal period (ref)			6.181	2	0.045			
Direct in labour	17.877	1.077E4	0.000	1	0.999	0.000	0.000	
Post-delivery	2.393	0.962	6.181	1	0.013	10.943	1.659	72.165
Type of case								
Known vs. new (ref)	0.210	1.158	0.033	1	0.856	1.234	0.127	11.947
Duration of anti-retroviral therapy	−0.026	0.029	0.822	1	0.365	0.974	0.920	1.031
in antenatal period (weeks)								
Type of delivery								
Caesarean vs. normal delivery (ref)	−0.220	0.671	0.107	1	0.743	0.803	0.215	2.991
Duration of nevirapine prophylaxis	−0.004	0.127	0.001	1	0.977	0.996	0.776	1.279
initiated for infant (in weeks)								
Gender of the infant								
Male vs. female (ref)	0.654	0.655	0.997	1	0.318	1.923	0.533	6.943
Type of feeding of infant								
Exclusive replacement feeding (ref)			0.189	2	0.910			
Exclusive breast feeding	−0.348	0.802	0.189	1	0.664	0.706	0.147	3.398

Factor	B	S.E.	Wald	df	Sig.	Exp(B)	Lower	Upper
Mixed feeding	−18.172	1.770E4	0.000	1	0.999	0.000	0.000	
Constant	−3.205	1.764	3.302	1	0.969	0.041		

A partir do estudo acima referido, pode concluir-se que o regime de TARV com três fármacos foi mais eficaz do que o regime anterior de profilaxia com nevirapina em dose única para o programa PPTCT. A TAR reduziu o risco de transmissão de tal forma que a contribuição de outros factores permanece significativamente baixa.

Este estudo mostrou que o atual regime de PTV com Opção-B+ para a mãe, juntamente com a profilaxia alargada com nevirapina, foi considerado mais eficaz (em 26%) do que o regime anterior, ou seja, a profilaxia com nevirapina em dose única para o par mãe-bebé (17).

Por conseguinte, espera-se que o presente regime tenha o potencial de eliminar o VIH pediátrico, uma vez que a taxa de transmissão vertical desceu para menos de 5%, apesar de outros factores contributivos, desde que mais de 95% das gravidezes anuais estimadas pudessem ser rastreadas para o VIH. Embora o presente estudo tenha sido realizado num único Estado (Bengala Ocidental) da Índia, foi seguido o protocolo normalizado de PTV de acordo com a teoria da opção B+ da OMS, que foi adoptada pela Índia em 2013. Os factores contributivos considerados eram aplicáveis a todas as gravidezes infectadas pelo VIH. Por conseguinte, o estudo pode restringir-se ao nível local, mas os resultados podem ser inferidos, pelo menos, para a população indiana, especialmente tendo em conta a escassez de dados pan-indianos. As conclusões do estudo também ajudariam na elaboração de políticas e no planeamento de programas a nível nacional e poderiam ser utilizadas por outros investigadores que realizassem uma meta-análise no futuro.

A eficácia da profilaxia antiretroviral com múltiplos fármacos foi testada em todo o mundo, em diferentes regiões, com uma enorme taxa de sucesso. Um estudo realizado na África Subsariana demonstrou que o regime era muito eficaz na redução da transmissão do VIH de mãe para filho [19]. Os estudos realizados na Índia foram limitados e um desses estudos, realizado no sul da Índia, incidiu apenas em 92 mulheres grávidas positivas [20]. Este estudo mostrou uma taxa de transmissão de 3,3% com profilaxia ARV semelhante (3,25%) à do nosso estudo.

Este estudo também recomendou que a duração da profilaxia e o modo de parto se baseassem no momento da apresentação da grávida infetada pelo VIH. O nosso estudo envolveu a inclusão de um número mais elevado de mulheres grávidas seropositivas e também mostrou que não houve diferença significativa na taxa de transmissão para diferentes modos de partos seropositivos realizados depois de a mãe infetada ter sido colocada em TAR. Um estudo realizado nos Camarões utilizou três tipos diferentes de regimes de TARV com múltiplos fármacos há mais de dez anos e verificou-se que todos estes regimes reduziram significativamente a taxa de transmissão de mãe para filho para 6,6%, sem qualquer diferença de eficácia entre os regimes [21]. Um artigo de revisão clínica de 2008 referiu que a utilização de uma gama completa de TAR iniciada durante a gravidez e o período de amamentação, mesmo sem indicação para TAR nas mulheres, era uma estratégia potencialmente eficaz de PTV e poderia constituir a melhor opção possível quando a alimentação de substituição não era considerada segura ou bem aceite, como na Índia [22]. Um estudo concluiu igualmente que a eficácia da nevirapina em dose única para o par mãe-bebé no que respeita ao programa de PTV era de cerca de 10% e que só a ligação das mulheres grávidas positivas aos serviços de TAR durante a gravidez poderia produzir resultados mais favoráveis (17). Outro estudo realizado no Quénia voltou a sublinhar o mesmo facto de que a falta de terapia antirretroviral materna estava associada a um maior risco de transmissão do VIH da mãe infetada para o filho [23]. No que diz respeito à eficácia do regime Option-B+, que também foi adotado na Índia, um estudo realizado no Malavi demonstrou que houve uma melhoria significativa na taxa de transmissão com o aumento da duração da TAR materna antes do parto [24], mas o nosso estudo não encontrou qualquer relação entre a duração da exposição à ARV antes do parto e o resultado da PTV.

Verificou-se que o aleitamento materno por mulheres infectadas pelo VIH está associado a reduções altamente significativas na mortalidade dos seus filhos na África Subsariana [25]. O nosso estudo observou que a opção de alimentação do bebé não resultou em qualquer diferença significativa no resultado da PTV quando as mães infectadas pelo VIH já estavam a receber TAR, mas um estudo realizado no sudeste da Nigéria demonstrou que a amamentação reduziu a eficácia alcançada pela utilização de medicamentos ARV [26]. Na Índia, o aleitamento materno exclusivo até aos seis meses da criança exposta ao VIH é uma prática recomendada a nível nacional e a alimentação de substituição só é recomendada se for económica, aceitável, viável, acessível, sustentável e segura. Num país com recursos limitados, este tipo de política é bem aceite e o nosso estudo é único, sendo capaz de testar vários factores que não existem em nações desenvolvidas. No que diz respeito ao benefício da cesariana na prevenção da transmissão do VIH de mãe para filho, uma meta-análise que envolveu 15 estudos de coorte prospectivos concluiu que, após o ajustamento para a receção de terapêutica antirretroviral, o estádio da doença materna e o peso do bebé à nascença, a probabilidade de transmissão vertical do VIH-1 diminuía em cerca de 50% com a cesariana electiva, em comparação com outros modos de parto [27]. Um efeito semelhante de redução do risco da cesariana também foi observado num ensaio clínico aleatório [28]. O nosso estudo não mostrou qualquer diferença significativa na taxa de transmissão do VIH em relação às modalidades de parto.

Os bebés do sexo feminino podem ser mais susceptíveis à infeção pelo VIH, o que foi referido num estudo sobre bebés africanos nascidos de mães infectadas pelo VIH [29]. O nosso estudo também observou que a taxa de bebés do sexo feminino expostos ao VIH que adquiriram a infeção pelo VIH (3,95%) foi superior à dos seus homólogos do sexo masculino (2,48%), mas esta diferença não foi estatisticamente significativa. No que diz respeito à duração da profilaxia com nevirapina para os bebés expostos ao VIH, o estudo SWEN observou que um regime de 6 semanas de nevirapina diária pode estar associado a uma redução do risco de transmissão do VIH às 6 semanas de idade, ao passo que a ausência de uma redução significativa no parâmetro primário - risco de transmissão do VIH aos 6 meses - sugeriu que um regime mais longo de nevirapina diária para bebés para prevenir a transmissão do VIH através do leite materno pode ser mais eficaz quando o acesso a uma alimentação de substituição segura e a preços acessíveis ainda não está disponível [30]. Não foi possível encontrar nenhum estudo que comprove os benefícios da profilaxia com nevirapina durante seis semanas em comparação com a profilaxia com nevirapina durante doze semanas. O nosso estudo não conseguiu detetar qualquer diferença significativa entre as duas durações de terapia propostas.

Com regimes avançados de ARV e supressão viral eficaz durante os períodos anteparto e intraparto, o risco de aquisição do VIH pelo recém-nascido a partir de uma mãe infetada pelo VIH pode descer para menos de 1 %, como sugerido na diretriz de 2017 do Departamento de Saúde e Serviços Humanos (DHHS) [31]. De acordo com a diretriz 9.0 parte II da Sociedade Clínica Europeia da SIDA (outubro de 2017), se a supressão completa da carga viral plasmática puder ser alcançada pelo menos até ao terceiro trimestre da gravidez e, especificamente, no momento do parto, o risco de transmissão vertical diminui para 0 a menos de 0,5% [32]. No presente estudo, sem ter em conta o estado da viremia, as diferentes etnias e o perfil metabólico, as questões de cobertura, etc., o nosso estudo conseguiu reduzir a taxa de transmissão para 3,3%, mesmo num país em desenvolvimento, o que está muito próximo dos padrões globais. Por conseguinte, esta descoberta pode abrir caminho a uma implementação mais eficaz do programa PPTCT nos países em desenvolvimento, com vista a atingir os objectivos acima referidos e, assim, eliminar o VIH pediátrico.

Apesar do facto de terem sido realizados muitos estudos em todo o mundo sobre a utilização de diferentes tipos de regimes de PTV para reduzir a transmissão vertical do VIH, existem muito poucos estudos no contexto indiano, em particular, não foi possível encontrar estudos deste tipo na parte oriental da Índia. Para além de abordar o regime de PTV, o nosso estudo também tentou identificar todos os tipos de associações prováveis que quase todos os outros estudos não conseguiram descrever no seu conjunto.

O teste de carga viral de rotina para as pessoas que vivem com o VIH não foi recomendado por rotina pelo Governo da Índia durante este período de estudo. A análise da carga viral está reservada para as pessoas que estão a seguir um regime de segunda ou terceira linha. De acordo com o programa governamental, a despistagem CD4 de rotina continuava a ser recomendada e a despistagem da carga viral estava reservada para as pessoas que apresentavam sinais e sintomas de fracasso do tratamento. A viremia ou o teste de carga viral poderiam ter sido definitivamente um marcador bem reconhecido do estado imunitário materno que poderia influenciar a transmissão de mãe para filho. Uma vez que a base de dados disponível sobre a carga viral plasmática era insignificante na Índia, no âmbito do programa de PTV, não foi possível avaliar qualquer associação entre os resultados da PTV e a carga viral da mãe.

Por conseguinte, com dois estudos realizados em Bengala Ocidental, a combinação do início da TAR durante a gravidez precoce infetada pelo VIH e a profilaxia prolongada com nevirapina para as crianças expostas parece ser a base para eliminar o VIH pediátrico adquirido por via vertical. Com este programa em curso, a Índia e o estado de Bengala Ocidental estão a caminhar para a eliminação da transmissão de mãe para filho".

Referências

1) India HIV Estimate 2017-Technical report; pode ser consultado em http://naco.gov.in/sites/default/files/HIV%20Estimations%202017%20Report_1.pdf: Último acesso em 04.10.2018

2) Mukherjee S, Ghosh S, Goswami DN, Samanta A. Performance evaluation of PPTCT (Prevention of parent to child transmission of HIV) programme: An experience from West Bengal. Indian J Med Res 2012;136:1011-9

3) Organização Nacional de Controlo da SIDA. Departamento de Controlo da SIDA.Ministério da Saúde e do Bem-Estar Familiar.Relatório anual 2009-10 [Internet]. Nova Deli: NACO, MoHFW; 2010 [citado 2014 Mar 20]. Disponível em de: http://www.naco.gov.in/upload/REPORTS/NACO_AR_English%202009-10.pdf

4) Diretrizes de 2010: "Antiretroviral drugs for treating pregnant women and preventing HIV infections in infants"- : Último acesso em 04.10.2018

5) Diretrizes da PTV - Organização Mundial de Saúde; podem ser consultadas em http://www.who.int/hiv/PMTCT_update.pdf: Último acesso em 04.10.2018

6) Organização Nacional de Controlo da SIDA. Departamento de Controlo da SIDA.Ministério da Saúde e do Bem-Estar Familiar.Relatório anual 2012-2013 [Internet]. Nova Deli: NACO, MoHFW; 2013 [citado 2014 Mar 20]. Disponível De: http://www.naco.gov.in/upload/Publication/Annual%20Report/Annual%20report %202012 -13_English.pdf

7) Organização Nacional de Controlo da SIDA. Departamento de Controlo da SIDA. Ministério da Saúde e do Bem-Estar Familiar. Relatório anual 2010-11[Internet].Nova Deli: NACO; 2011[citado 2014 Mar 20]. Disponível de: http://www.naco.gov.in/upload/REPORTS/NACO%20Annual%20Report%2020 10-11.pdf

8) Diretrizes actualizadas Prevention of Parent to Chinld transmission using multi-drug antiretroviral regimen in India, dezembro de 2013; podem ser consultadas em http://naco.gov.in/sites/default/files/National_Guidelines_for_PPTCT_0.pdf

9) Chakraborty D, Ganguly S, Pramanick S, Bera S, Basu M, Misra R. A Retrospective Cohort Study on Protective Efficacy of Intrapartum Nevirapine Prophylaxis to Prevent Parent to Child Transmission of Human Immunodeficiency Virus in West Bengal. Ann. Int. Med. Den. Res. 2016; 2(5):CM01-CM05

10) NACO/ UNICEF/WHO/CDC. Intervenções específicas para prevenir a PTCT do VIH. Módulo 3. Currículo revisto de formação PPTCT: Manual do Participante. dezembro de 2004: p13

11) Dorenbaum A, Cunningham CK, Gelber RD, Culnane M, Mofenson L, Britto P et al. Duas doses de nevirapina intraparto/neonatal e terapia antirretroviral padrão para reduzir a transmissão perinatal do VIH: : um ensaio aleatório. JAMA. 2002;288(2):189-198.

12) Taha TE, Kumwenda NI, Hoover DR, Fiscus SA, Kafulafula G, Nkhoma C et al. Nevirapina e zidovudina à nascença para reduzir a transmissão perinatal do VIH num contexto africano: um ensaio aleatório controlado. JAMA. 2004;292:202-9.

13) Taha TE, Kumwenda NI, Gibbons A, Broadhead R, Fiscus S, Lema V et al. Profilaxia pós-exposição curta em recém-nascidos para reduzir a transmissão do VIH-1 de mãe para filho: ensaio clínico aleatório NVAZ. Lancet 2003; 362(9391): 1171-7.

14) Moodley D, Moodley J, Coovadia H, Gray G, McIntyre J, Hofmyer J et al. A multicenter randomized controlled trial of nevirapine versus a combination of zidovudine and lamivudine to reduce intrapartum and early postpartum mother-to- child transmission of human immunodeficiency virus type 1. J Infect Dis. 2003; 187(5): 725-35.

15) Jackson JB, Musoke P, Fleming T, Guay LA, Bagenda D, Allen M et al. Intrapartum and neonatal single-dose nevirapine compared with zidovudine for prevention of mother-to-child transmission of HIV-1 in Kampala, Uganda: 18-month follow-up of the HIVNET 012 randomised trial. Lancet. 2003; 362(9387): 859-68.

16) Guay LA, Musoke P, Fleming T, Bagenda D, Allen M, Nakabiito C et al. Intrapartum and neonatal single-dose nevirapine compared with zidovudine for prevention of mother-to-child transmission of HIV-1 in Kampala, Uganda: HIVNET 012 randomised trial. The Lancet. 1999;354(9181): 795-802.

17) Bedri A, Gudetta B, Isehak A, Kumbi S, Lulseged S, Mengistu Y et al. Dose alargada de nevirapina até às 6 semanas de idade para bebés para prevenir a transmissão do VIH através da amamentação na Etiópia, Índia e Uganda: uma análise de três ensaios aleatórios controlados. Equipa do Estudo da Nevirapina em Dose Alargada de Seis Semanas (SWEN). Lancet. 2008; 372(9635):300-13.

18) Ganguly S, Chakraborty D, Goswami D. A retrospective cohort study on protective efficacy of multidrug antiretroviral treatment in reduction of HIV transmission through the vertical route in West Bengal, India. HIV & AIDS Review. Revista Internacional de Problemas Relacionados com o VIH. 2018;17(2):128-133. doi:10.5114/hivar.2018.76366.

19) Chi BH, Stringer JS, Moodley D. Regimes de medicamentos anti-retrovirais para prevenir a transmissão do VIH de mãe para filho: uma análise dos avanços científicos, programáticos e políticos para a África Subsariana. Curr HIV/ AIDS Rep 2013; 10: 124-133.

20) Karthekeyani V, Alexander G, Solomon E, et al. Prevenção da transmissão do VIH de mãe para filho: A nossa experiência no Sul da Índia. J Obstet Gynecol India 2011; 61: 62-66.

21) Tchendjou P, Same-Ekobo C, Nga A, et al. Effectiveness of Mul-tidrug Antiretroviral Regimens to Prevent Mother-to-Child Trans-mission of HIV-1 in Routine Public Health Services in Cameroon. PLoS One 2010; 5: e10411.

22) Arrive E, Dabis F. Prophylactic antiretroviral regimens for prevent-tion of mother-to- child transmission of HIV in resource-limited settings (Regimes anti-retrovirais profiláticos para a prevenção da transmissão do VIH de mãe para filho em contextos de recursos limitados). Curr Opin HIV AIDS 2008; 3: 161-165.

23) Nduati EW, Hassan AS, Knight MG, et al. Resultados da prevenção da transmissão de mãe para filho do vírus da imunodeficiência humana-1 na zona rural do Quénia - um estudo de coorte. BMC Saúde Pública 2015; 15: 1008.

24) Kim MH, Ahmed S, Hosseinipour MD, et al. Relatório breve: Impacto da Opção B+ na Cascata da PTV Infantil em Lilongwe, Malawi. J Acquir Immune Def Syndr 2015; 70: 99-103.

25) Taha TE, Kumwenda NI, Hoover DR, et al. The impact of breast-feeding on the health of

HIV-positive mothers and their children in sub-Saharan Africa (O impacto da amamentação na saúde das mães seropositivas e dos seus filhos na África Subsariana). Boletim da Organização Mundial de Saúde 2006; 84: 546-554.

26) Ikechebelu JI, Ugboaja JO, Kalu SO, et al. O resultado do programa de prevenção da transmissão de mãe para filho (PMTCT) da infeção pelo VIH em Nnewi, no sudeste da Nigéria. Nigerian J Med 2011; 20: 421-425.

27) Grupo Internacional de HIV Perinatal. The Mode of Delivery and the Risk of Vertical Transmission of Human Immunodeficiency Virus Type 1 - A Meta-Analysis of 15 Prospective Cohort Studies. New Engl J Med 1999; 340: 977-987.

28) A Colaboração Europeia sobre o Modo de Parto. Elective caesarean-section versus vaginal delivery in prevention of vertical HIV-1 trans-mission: a randomized clinical trial. Lancet 1999; 353: 1035-1039.

29) Taha TE, Nour S, Kumwenda NI, et al. Gender differences in peri-natal HIV acquisition among African infants. Pediatrics 2005; 115: e167-172.

30) Equipa do Estudo de Nevirapina em Dose Alargada de Seis Semanas (SWEN). Dose alargada de nevirapina até às 6 semanas de idade para bebés para prevenir a transmissão do VIH através da amamentação na Etiópia, Índia e Uganda: uma análise de três ensaios aleatórios controlados. Lancet 2008; 372: 300-313.

31) Recommendations for the Use of Antiretroviral Drugs in Pregnant Wo-men with HIV Infection and Interventions to Reduce Perinatal HIV Transmission in the United States [Recomendações para a utilização de medicamentos anti-retrovirais em mulheres grávidas com infeção por VIH e intervenções para reduzir a transmissão perinatal do VIH nos Estados Unidos]. Disponível em: https://aidsinfo.nih. gov/contentfiles/lvguidelines/PerinatalGL.pdf (Acesso em: 11 de janeiro de 2018).

32) Diretrizes versão 9.0 Sociedade Clínica Europeia da SIDA. Disponível em: http://www.eacsociety.org/files/guidelines_9.0-english.pdf (Acedido em: 11 de janeiro de 2018).

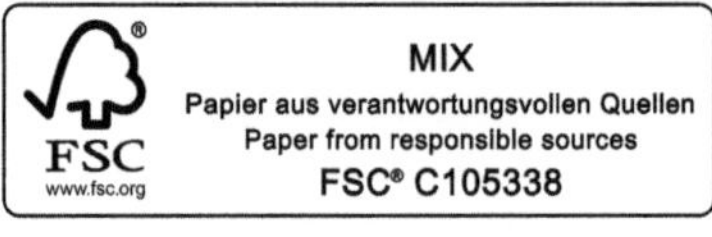

Printed by Books on Demand GmbH, Norderstedt / Germany